Roissy près Gonesse, ce 15 février 1842.

A Messieurs des Académies royales de médecine et des sciences de Paris.

MESSIEURS,

M'étant convaincu depuis plusieurs années de l'imperfection de nos connaissances en anatomie, pathologie, thérapeutique, obstétrique, etc., je me suis appliqué à de sérieuses réflexions et recherches sur ces objets; réflexions et recherches qui, j'ose le croire, méritent d'attirer votre attention. Déjà, en l'année 1855, j'ai publié une brochure (*l'Accouchement par les pieds rendu facile et sûr*), qui vous a été soumise et dont vous avez été mis à même d'apprécier l'importance. Je désire à présent faire imprimer d'autres découvertes, et pour cela déjà mes notes sont colligées et mes matériaux préparés. Cependant, ce projet ne pourra être exécuté que dans un temps dont je ne puis prévoir le terme. En attendant, pour obvier autant que possible aux événements qui pourraient mettre obstacle à cette entreprise, je viens aujourd'hui, Messieurs, vous faire succinctement l'exposé sommaire de ce travail qui, je l'espère, ne sera pas sans quelque influence sur les progrès ultérieurs de la médecine.

Je commence, Messieurs, par appeler votre attention

sur un point d'anatomie obscur et vague : la circulation des fluides animaux dans les vaisseaux capillaires. On sait qu'une lamelle de substance cellulaire d'une très-petite étendue (de quelques millimètres de diamètre), placée sous le mycroscope, montre aux regards émerveillés de l'observateur un lacis fort épais de capillaires, radicules et nervules ; mais on croit trop généralement que ces *vaisseaux* ne se trouvent pas en nombre proportionnellement aussi considérable dans les parties désignées sous les noms de ligament, aponévrose, tendon, etc. Les travaux des Bichat, Boyer, Béclard, M. Velpeau, etc. (voir l'ouvrage de ce dernier auteur intitulé *Anatomie chirurgicale*, p. 21), sont loin encore d'énoncer la vérité à cet égard. Pourtant aucune des parties de l'organisme animal ne diffère des autres sous le rapport de la vascularité capillaire. Qu'on prenne, d'une part, une partie de la substance cellulaire la plus *flottante*, la plus dégagée, comme par exemple de celle qui entoure la glande mammaire ; qu'on la dépose dans l'un des plateaux d'une balance ; que d'une autre part on place dans l'autre plateau une portion d'un poids égal de tendon, d'aponévrose, etc., et l'on aura, c'est certain, dans chacune de ces parties, un égal nombre de vaisseaux capillaires, radiculaires et *nervuleux*. Il n'est pas moins certain que chacune de ces parties sont composées avec le même élément, la substance cellulaire ou la gélatine organisée, dont les lamelles ou vacuolles sont libres dans la première partie et serrées les unes contre les autres dans les autres parties, conformément aux lois de l'organisation ; que partout cette substance est alimentée sur chacun des points de l'économie, quelle que soit la forme qu'elle affecte, par le même mécanisme et par les mêmes moyens. A la vérité, dans l'état normal, les vacuolles et les vaisseaux capillaires dans *les tissus* compacts, sont aplatis, condensés au point de n'être visibles ni distincts d'aucune manière; mais lorsque l'inflammation attaque ces parties, les cellules se déploient, les capillaires sont gonflés, tendus, arrondis, la sensibilité exaltée au plus haut degré, on voit même alors les vaisseaux invisibles dans l'état normal, et dans lesquels ne peut couler qu'une vapeur incolore, donner passage à du sang bien rouge et bien entier, accident qui souvent en a imposé à l'observateur superficiel qui les a pris pour des artères de nouvelle formation.

La substance cellulaire est non seulement, ainsi que l'a dit Bordeu, la base de tous les organes des animaux, mais bien, en mettant à part les fluides et les sels terreux qui s'y trouvent mêlés, la totalité de ces organes. Cette substance à l'état de fusion est, je le répète, selon Bertholet et selon le bon sens (voir l'article *Gélatine* du nouveau *Dictionnaire de médecine*, en **22** vol., qu'a écrit M. le doyen de la faculté de médecine, Orfila), de la gélatine organisée.

C'est ici le lieu de dire quelques mots sur la gélatine extraite des os. Permettez-moi, Messieurs, de vous en entretenir un peu. L'alimentation de l'homme au moyen de cette substance est fort controversée. Les uns donnent gain de cause à M. Darcet; les autres, et c'est malheureusement, comme toujours, quand il s'agit de déverser le blâme ou le ridicule sur les vérités qu'on ne peut comprendre, c'est, dis-je, le plus grand nombre, soutiennent que ce phylantrope s'est trompé. On a fait dans plusieurs hôpitaux et dans plusieurs autres établissements publics très-peuplés usage de ce procédé alimentaire, et cela durant plusieurs années consécutives, ce qui prouve qu'on s'en trouvait bien; mais une commission composée d'hommes savants et respectables a fait des essais sur le chien, et le chien n'ayant pu vivre un mois durant sous l'influence d'un tel régime, cette commission a, dit-on, conclu que la gélatine était impropre à l'alimentation de l'homme. Mais, Messieurs, nous consommons tous de la gélatine quand nous mangeons de la viande!

Quelque folliculaire a dit, à l'appui de l'arrêt porté par les savants, que les rats et les souris n'attaquent jamais la gélatine sèche ou détrempée. Si ces animaux n'attaquent pas la gélatine, les habitants de nos campagnes vous attesteront, Messieurs, que ces animaux n'attaquent jamais non plus les fèves, les haricots, les lentilles, etc., et pourtant ces légumes sont l'aliment quotidien du pauvre, et le riche même ne dédaigne pas de les admettre de temps en temps sur sa table : il est vrai que le chat et le chien dédaignent la part qu'on leur en offre; néanmoins, l'homme qui s'en est *saturé* n'en éprouve d'autre incommodité que celle qu'occasionne ordinairement l'alimentation par les farineux non fermentés.

On sait encore, par l'expérimentation qu'on en a faite, que le chien auquel on ne donne pour nourriture que du pain ne peut vivre qu'un ou deux mois sous l'influence de ce régime; nous savons que de malheureux prisonniers n'ont vécu, durant de longues années, que de pain et d'eau!

Le savant qui a écrit que *la manière d'agir des médicaments et des poisons est la même sur l'homme et sur les animaux*, etc., ne sera sans doute pas de mon avis; mais je lui dirai que le chien se régale avec des excréments et aussi avec de la chair putréfiée, et que j'ai chez moi des lapins qui se délectent de la ciguë qu'on leur jette en grande quantité, sans qu'ils en soient jamais incommodés; conséquemment, malgré la grande célébrité du médecin qui a écrit l'ouvrage très-connu, dans lequel j'ai copié ces mots, il me permettra bien de ne pas être non plus de son avis.

Les travaux faits sur les nerfs, depuis Bichat jusqu'à la présente époque, nous montrent ces *cordons* comme étant composés de séries de faisceaux et de fascicules de *nervules*, et ces nervules eux-mêmes comme autant de conduits capillaires dans lesquels coule une humeur albumineuse légère. « On n'a jamais pu trouver un nerf, dit M. Ribes, quelque fin qu'il parût à l'œil, dont l'enveloppe n'en renfermât encore un grand nombre de plus petits. »

« Les troncs des nerfs sont composés de filets qui naissent immédiatement de l'organe encéphalique, et non du tronc avec lequel ils sont sortis du crâne ou du canal vertébral. Ils ne font que se séparer, et ne prennent aucun accroissement en se séparant les uns des autres, à moins qu'ils ne forment ganglion. » (*Gazette médicale de Paris de* 1839, p. 210.)

Il y a cent ans au moins qu'on a *pensé* que les nerfs étaient composés de tubules. On trouve cette idée exprimée dans un ouvrage de ce temps, intitulé *État présent de la République des Lettres*, tom. 12, art. 16. Il est question de l'*experimentum crucis*, c'est-à-dire de l'insufflation des nerfs optiques. J'ai répété cette expérience sur les mêmes nerfs et sur plusieurs autres, elle a été constamment couronnée d'un facile succès. On a soin de lier aux deux extrémités le bout de nerf qu'on a insufflé et de le faire sécher dans cet état, après quoi on le coupe en tronçons avec des ciseaux, et l'on voit au mieux, à l'aide du mycroscope et même d'une bonne loupe, les tubules qui composent le nerf.

Mon infortuné compatriote et condisciple Bosgros, qu'un décès prématuré a enlevé à la science qu'il cultivait avec ardeur, assurait avoir poussé du mercure dans les nerfs ; mais MM. de l'Académie royale de médecine, (voir la séance du 31 mai 1827) ont *démontré* que Bosgros s'était trompé.

Les nervules partent donc de la base du cerveau et de la moelle épinière, réunis en faisceaux. Ces faisceaux se *séparent* pour se distribuer sur les divers points du corps auxquels ils vont porter la sensibilité et de la nourriture. Ils ne se divisent point, c'est-à-dire ils ne sont point rameux ; leur état pathologique nous prouverait, au besoin, ce qui nous est démontré par leur insufflation. Quand un nerf est divisé sur un animal vivant, on voit s'écouler du bout supérieur de sa division l'albumine nerveuse qui s'épaissit à mesure qu'elle s'amasse hors de ses conduits. Si l'on enlève une portion du même nerf, on observe que toutes les parties auxquelles se distribuent ses nervules restent en paralysie ; mais, au bout d'un espace de temps plus ou moins long, la substance cellulaire fournit un nouveau canal qui s'étend d'une extrémité à l'autre, de la section par laquelle le fluide nerveux se remet à couler (voir les *Archives générales de médecine*, t. 16, p. 265), et ce fluide, enfin, reprend son cours ordinaire, si bien que la sensibilité se rétablit partout. A-t-on fait l'extirpation d'une tumeur nerveuse (un névrome), on trouve à l'autopsie de cette tumeur « *un kiste dont l'intérieur contient une substance analogue à du blanc d'œuf rayonnée de stries colorées. Ces stries sont évidemment formées par des filaments de la substance du nerf ; elles sont longitudinales et disposées dans l'ordre régulier des fibres d'un oignon. En la faisant couler, la matière du kiste a toutes les apparences de la vitrine..... Évidemment cette substance est de la pulpe nerveuse* (le doct. Gutteridge, *Gazette des hôpitaux civils et militaires* de 1841, p. 21).

Qui ne reconnaîtrait dans ces *stries colorées* la substance cellulaire des gaînes des séries de faisceaux et des faisceaux et nervules susdits ?

L'albumine nerveuse fournit un *contingent* à l'alimentation de la substance cellulaire ; elle en fournit un autre à plusieurs sécrétions *normales* et *pathologiques* ; il est d'autres sécrétions dont l'albumine nerveuse fait tous les frais qui sont également et normales et pathologiques. Parmi ces dernières, on remarque en première ligne le sperme (carus, mon père, etc.), la synovie, le pus, le mucus, la matière *tuberculeuse*, etc. Ce que M. le professeur Breschet appelle la lymphe plastique n'est certainement autre chose que le fluide nerveux le plus pur.

Le fluide nerveux se transforme en phosphate calcaire. C'est à sa présence qu'est due l'ossification, la cartilagi-nification de la substance cellulaire. Les divers calculs biliaires, salivaires, intestinaux, rénaux, vésicaux, sper-matiques, etc., ont tous pour base ou pour élément principal le phosphate calcaire, c'est-à-dire l'albu-mine nerveuse; tous ces faits sont déduits et prouvés, je le crois, dans mondit ouvrage.

Il n'est guère, à Paris et aux environs, de médecin qui n'ait observé l'épidémie de *choléra-morbus* indien de l'année 1852. Dans cette terrible affection, les ma-tières alvines et celles des vomissements étaient mu-queuses. Leur quantité était si énormément abondante, que peu de moments suffisaient souvent pour jeter le malade dans l'amaigrissement et la prostration : ses or-bites se creusaient et ses pommettes devenaient saillantes en peu d'heures, comme cela n'arrive d'ordinaire que par suite de graves et longues maladies.

La voix s'affaiblissait au point qu'il fallait approcher son oreille des lèvres du malade pour entendre les paroles qu'il prononçait. La circulation sanguine éprou-vait rapidement une telle dépression, que le pouls radial ne tardait pas à devenir imperceptible, et que, par l'o-pération de la phlébotomie, on n'obtenait qu'une faible évacuation d'un sang très-noir, d'une consistance sirupeuse. L'action nerveuse viciée était fougueuse, au contraire et désordonnée, car il y avait des crampes fréquentes et fort douloureuses, principalement aux membres abdominaux, aux parois thoraciques et abdominales, au diaphragme et au cœur.

Assurément les mucosités sécrétées par les mucipares des intestins ne pouvaient être fournies à ces glandes par les artères, puisque la force circulatoire se ralentissait au lieu de s'accélérer comme il eût fallu que cela eût lieu si le sang eût fait les frais de ces matières; nous devons donc chercher dans l'action nerveuse, si fort exhaltée jusqu'à l'expiration du malade, la source de cette évacuation, qui, d'ailleurs, est bien évidemment albumineuse.

Quand un malade échappait au choléra, il était rare que peu de jours après la cessation des phénomènes de la maladie, ceux d'une affection plus ou moins intense de l'organe encéphalique ne se manifestassent, surtout quand le malade avait été soumis à certaines médications.

(Je donnerai dans mon ouvrage des détails qui serviront, je l'espère, à fixer les praticiens sur le traitement convenable à cette maladie, dont je puis dire que j'ai obtenu bon nombre de solides guérisons).

Les crampes douloureuses qui accompagnent le choléra-morbus sont souvent aussi les satellites des autres catarrhes : *intestinal, vésical, bronchique, rénal* (*Albuminuerie de Brigt*, qui n'est autre chose qu'une néphrite catarrhale, et que cet auteur traite horriblement mal), *utérin, vaginal, spermatique*, et en un mot, de toutes pertes copieuses et rapides de fluide nerveux. Le catarrhe nasal n'est pas, que je sache, accompagné de ce phénomène ; mais la douleur gravative de tête qui l'accompagne constamment et qui lui valut en Grèce le nom de *corysa* (douleur dont le siége est précisément au point du cerveau duquel partent les nerfs olfactifs ne prouve-t-elle pas bien la nervosité de cette affection ?

Le bouton du vaccin du sixième au huitième jour de l'inoculation du virus est ordinairement rempli d'un fluide tout à fait semblable (sauf la virulence) à de l'albumine nerveuse pure ; un jour plus tard, l'aspect de cette liqueur est celui du mucus ; deux jours après, elle est transformée en pus. Si l'on prend ce fluide pour vacciner, avant qu'il ait perdu son premier aspect, la réussite de l'opération est presque certaine ; tandis que lorsqu'il est pris à la seconde phase, la réussite est beaucoup moins assurée, et que lorsque cette humeur est purulente, l'opération n'a presque jamais un bon résultat. Le bouton du vaccin est un *specimen* pour l'étude d'une partie des changements d'aspects du fluide nerveux extravasé. Quand ce fluide est accumulé sous l'épiderme par l'action d'un vésicatoire, d'une *échauboulure*, etc., il a de l'analogie sans doute, sous divers rapports, avec le fluide de la vaccine ; on ignore néanmoins si la *vertu vaccinique* ne lui appartient pas aussi bien dans cette circonstance que lorsqu'il est accumulé sous l'épiderme de la peau du cheval dans cette affection que nos hippiatres modernes désignent par le nom de *grappes aux jambes* (*Archives gén. de méd.*, t. 16, p. 591).

Il serait curieux d'éprouver si la sérosité muqueuse des boutons que l'émétique frotté sur la peau de l'homme y fait développer, lesquels ont assez de ressemblance avec ceux de la vaccine, produirait, par l'inoculation, un semblable effet.

L'albumine nerveuse contracte une alcalescence excessive dans le corysa. En s'écoulant sur l'intervalle narino-labial, elle y cause une érosion douloureuse suivie d'une éruption de matière muqueuse qui s'y dessèche et ne tarde pas à y former croûte. C'est probablement à cette dégénérescence du fluide nerveux que tient le danger de son écoulement sur les surfaces revêtues de *membranes muqueuses*. On sait que le croup, par exemple, ne doit souvent son développement qu'à cet écoulement qui se fait dans le pharynx et sur le larynx, de la même humeur (du corysa).

L'albumine est aussi susceptible de passer à l'acide, ce qui est prouvé par ce qui arrive, par exemple, dans le fongus de la dure-mère (voir l'art. Fongus du *Dict. de méd.*, en 22 vol., signé par M. le professeur Marjolin). Dans ce cas, on voit que le phosphate calcaire osseux est dissous et résorbé, au point que la substance cellulaire du crâne est mise à nu et transformée en une poche dans laquelle se déploient celles de la dure-mère et du cerveau pour former à l'extérieur une tumeur d'un plus ou moins gros volume. Le passage à l'acide du même fluide est aussi prouvé par le ramollissement du corps, d'une ou de plusieurs vertèbres, dans cette triste affection qu'on nomme *mal de Pott*, laquelle débute par le développement d'un tubercule dans ces os (voir le Mémoire

de M. Serres, inséré aux *Archiv. gén. de méd.*, t. 15,
p. 113).

Quand, à l'aide du mycroscope ou simplement de la
loupe, on examine un os desséché, on voit au mieux
les ouvertures, dont à l'extérieur cet organe est criblé.
C'est par ces ouvertures, selon de célèbres anatomistes,
au nombre desquels se trouve M. le professeur Marjolin, que pénètrent les vaisseaux qui du *tissu cellulaire*
ambiant passent dans le *tissu osseux*. Qui, je le demande,
après avoir lu ce qui précède, ne comprend que
ces ouvertures sont celles qui résultent de l'union
intime qui existe entre la substance cellulaire qui con-
stitue l'organisme osseux et celle de tout ce qui l'entoure, ou, pour parler plus clairement, de l'identité de
cette substance ?

L'expérience si connue de la coloration des os par la
garance (*rubia tinctorum sativa*) mêlée à la mangeaille
des animaux, par Belchier (*Transact. philosoph.*, n. 442,
§ 8, 443, § 2), par Duhamel (*Mém. de l'Acad. des sciences
de 1739 et 1749*), renouvelée par un savant du premier
ordre, M. le professeur Flourens, secrétaire perpétuel
actuel de la même Académie, ne prouve-t-elle pas bien
clairement que les os reçoivent leur nourriture par leur
surface, et que les ouvertures si improprement désignées
par la dénomination de *trous nourriciers* ne servent de
passage qu'aux vaisseaux qui rapportent au torrent
circulatoire les fluides qui résultent de l'épuration et
du *détritus* des os ? Or, les ouvertures de la surface des
os n'admettent que des capillaires, donc l'alimentation
des os n'a guère lieu qu'à l'aide du fluide nerveux des ner-

vules et des capillaires artériels, car il est assez connu que le fluide qui parvient à ces vaisseaux dans l'état de santé n'est jamais le fluide sanguin *entier* (les vaisseaux lymphatiques portant le fluide nerveux au cœur, ce fluide se trouve toujours mêlé au sang).

Les vaisseaux lymphatiques sont des espèces de nerfs afférents du fluide nerveux comme les veines sont les afférents du fluide sanguin. Quand, dans l'opération de la phlébotomie, on fait une piqûre à quelque nerf, la sensation de douleur *torpide* qui en est le résultat s'étend *électriquement* du point lésé aux lieux où aboutissent ses nervules; la marche de la douleur suit le trajet du fluide nerveux. Quand un radicule lymphatique est lésé, la douleur s'élève avec moins de rapidité, il est vrai, vers le tronc du vaisseau auquel il affère, si bien que le tronc, pour une cause en apparence bien légère, perd sa contractilité, et que la lymphe qui lui arrive par tous ses afférents le gonfle, l'engorge et donne naissance à une tumeur fort douloureuse (bubon). La douleur dans ces vaisseaux divers (nervules et lymphatiques) suit donc la direction du fluide qui circule en eux. La lymphe, il est vrai, est un peu colorée (un peu amétistée); mais cela tient à ce que les bouches lymphatiques absorbent accidentellement un peu de sang. Les absorbants des veines pompent aussi du fluide nerveux, ce qui est prouvé par la *couenne inflammatoire* qui se forme sur le sang tiré de la veine dans les inflammations.

On trouve, dans le très-savant ouvrage de M. le professeur Breschet, membre de l'Académie royale des sciences, etc., etc., intitulé *le Système lymphatique considéré sous les rapports anatomique, physiologique et pathologique* (Paris, 1836), des passages (pag. 9, 16, 37, 38, 40, 49, 65, 72, 73, etc.) qui viennent parfaitement à l'appui de ma manière de voir au sujet du système lymphatique et de presque tout le surplus. La lymphe, humeur afférée, n'a pas par elle-même plus d'influence sur la santé que le sang veineux : les bornes que je suis obligé de me prescrire dans ce court résumé ne me permettent pas d'anticiper sur ce que je dois écrire dans mon ouvrage commencé sur cet objet important, qui doit être traité avec soin.

Tout ce qu'on trouve écrit dans nos livres les plus réputés sur les *tissus accidentels* est complétement erroné. Dans les fongus, les squirrhes, les polypes, les cancers, quelle autre chose peut-il y avoir que la substance cellulaire plus ou moins détériorée par la phlogose et les fluides naturels transformés en matières *tuberculeuse, cérébriforme, mélanique,* etc., productions que repousse le bon sens, et qui n'ont pu être qualifiées sérieusement que par des imaginations en délire ? Que le polype soit muqueux, sarcomateux, granuleux, fongueux ou fibreux, je ne puis voir en lui que de la substance cellulaire bien véritable, bien légitime.

Et les vaisseaux *accidentels* de ces tumeurs ? Faut-il répéter ce que j'ai déjà fait observer en parlant des capillaires distendus par l'effet de l'inflammation ? Les veines, a-t-on dit (*Archiv. gén. de méd.*, t. 22, p. 506), subissent, dans les *tissus* cérébriformes ou encéphaloïdes une transformation en ces mêmes *tissus.* Cependant il paraît bien facile à concevoir que la disparition des veines sanguines et lymphatiques, dans ces accidents de l'inflammation, n'est l'effet de nulle autre cause que de l'engorgement causé par l'accumulation des fluides que ces absorbants sont devenus incapables de pomper, et qui, étant *figés* ou épaissis, compriment, aplatissent les points entre lesquels ils sont accumulés.

Qu'on ne perde pas de vue l'abord brusque des fluides sur le point soumis à une phlogose énergique, telle que celle qui est produite par l'application d'un vésicatoire, d'un caustique et d'un venin. Plus la cause est puissante, plus la rapidité de l'abord des fluides est grande ; mais, comme en pathologie les atteintes violentes n'ont pas de suites bien prolongées, la guérison ou la mort en abrégeant le terme, ces lésions d'ordinaire ne sont pas de celles qui sont suivies de squirrhes, cancers, etc. C'est aux phlogoses chroniques que de pareils maux doivent naissance. Ces réflexions me conduisent naturellement à remarquer que la thérapeutique nouvelle qui met en usage les poisons les plus violents ou donne à des doses extravagantes ce que les polypharmaques n'osaient administrer qu'avec une certaine réserve, concourt pour beaucoup à la multiplication des phlogoses chroniques par l'irritation qu'elle produit ou fomente ; mais c'est dans mon ouvrage qu'il convient de traiter un sujet si important.

Que de choses me resteraient encore à dire, si je devais signaler les erreurs graves et sans nombre qui sont à déraciner dans le champ de la médecine ! S'il n'est pas donné à un seul homme de les connaître toutes,

heureux du moins celui qui a pu en saper quelques-
unes. Mais, hélas ! qu'il est difficile de ramener au
bon sens certains hommes dont la volonté plutôt que la
raison reste attachée aux vieilles erreurs ! La lumière
du jour n'est pas plus évidente que la vérité de ce que
j'ai découvert en accouchements, et pourtant les juges
qu'on m'a donnés s'obstinent à refuser de me rendre
justice, quoiqu'ils profitent *in petto* dans l'occasion, je
le sais très-bien, des méthodes que je leur ai révélées.
Enfin, l'expérience en m'apprenant quel peu de fond
il faut faire sur la raison et la droiture de la majeure
partie du genre humain m'a rendu philosophe, et je n'en
persisterai pas moins dans la ligne de conduite que je
me suis tracée. Je dis donc avec un sage des anciens
temps : *Il ne faut pas haïr les hommes, mais bien s'at-
tacher à les éclairer et à les servir.*

J'ai l'honneur d'être, avec un profond respect,

Messieurs,
Votre très-humble serviteur,

G. J. A. BONHOURE, *D. M. P.*

P. S. Messieurs les rédacteurs des journaux de médecine m'obligeront beaucoup s'ils veulent bien donner
textuellement cette lettre à leurs lecteurs.

PARIS. — IMPRIMERIE DE POMMERET ET GUÉNOT,
2, rue Mignon.